U0164814

大人照顧者

⑥

失眠篇

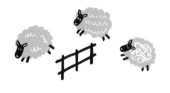

編者的話

文：陳曉蕾

　　香港人失眠情況普遍：每天平均睡六個半小時，少於醫學界建議的七至九小時，其中三到五成長者患有失眠，而照顧者更高達七成人曾經失眠。

　　「照顧者本人好慘的，不是不想睡，是不能睡。」香港中文大學醫學院精神科學系教授榮潤國直言：「有錢人家可以請兩個外傭輪流照顧，但大部份都是家人獨力撐，無得唞。」

　　他認為社會要有實際支援：照顧者津貼減輕生活壓力、有津助請額外人手，照顧者患上失眠，也要有時間和資源去接受治療：「照顧者需要彈性安排，例如工作環境注重『家庭友善』，讓照顧者在

工作之餘，也可以兼顧照顧家庭。」他強調這些都
需要政府政策領導及配合。

英國可申請夜間照顧員，專門在晚上到戶照
顧，但香港聘請護理員很困難。就算有服務，市民
也不知道或不會用：基督教靈實協會曾在西環開設
自負盈虧的夜間護理中心，調整被照顧者的睡眠狀
況，亦讓照顧者好好休息，但開設三年使用率偏
低，後來亦沒繼續。

這本書分別針對照顧者、長者、住院長者、認
知障礙症人士的失眠情況，解釋各自失眠的原因和
處理建議。

目錄

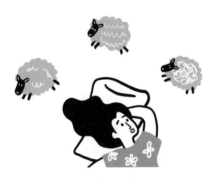

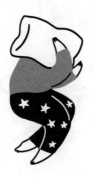

1 | 照顧者失眠

「媽媽患有認知障礙症，半夜會獨自跑出街，也試過走失，我晚晚都提心吊膽。」

「爸爸愈來愈論盡，擔心他半夜起身上廁所會跌親，我會唔敢瞓，或者好醒瞓。」

照顧者失眠，不止因為壓力大，好多時更是唔敢瞓。睡眠專家、香港中文大學醫學院精神科學系研究助理教授陳銀燕博士曾經進行研究，發現約有七成的照顧者出現失眠情況。

失眠嚴重指數 ISI

來做個小測驗，了解自己有沒有睡眠問題。

1. 過去兩星期失眠問題的嚴重程度

入睡困難

沒有	輕微	普通	嚴重	非常嚴重
○	○	○	○	○
0分	1分	2分	3分	4分

難以維持睡眠

沒有	輕微	普通	嚴重	非常嚴重
○	○	○	○	○
0分	1分	2分	3分	4分

太早睡醒

沒有	輕微	普通	嚴重	非常嚴重
○	○	○	○	○
0分	1分	2分	3分	4分

2. 有多滿意 / 不滿意現時的睡眠狀況？

非常滿意   非常不滿意

◯   ◯   ◯   ◯   ◯
0分   1分   2分   3分   4分

3. 睡眠問題妨礙日常運作（例如日間疲勞、處理工作
   或日常事務的能力、集中力、記憶、情緒等）到
   哪一個程度？

完全沒有   少許妨礙   頗為妨礙   非常妨礙   極之妨礙
妨礙

◯   ◯   ◯   ◯   ◯
0分   1分   2分   3分   4分

4. 睡眠問題在降低生活質素而言，在其他人眼中有

多明顯？

完全 不明顯	少許明顯	頗為明顯	非常明顯	極之明顯
○	○	○	○	○
0 分	1 分	2 分	3 分	4 分

5. 對現時的睡眠問題有多憂慮 / 苦惱？

完全沒有	少許	頗為	非常	非常大
○	○	○	○	○
0 分	1 分	2 分	3 分	4 分

分數總和：0-7 分　　　沒有失眠問題

　　　　　　8-14 分　　　輕度失眠問題

　　　　　　15-21 分　　　中度失眠問題

　　　　　　22 分或以上　嚴重失眠問題

資料來源：中大醫學院精神科學系

照顧筆記

被照顧者	測試日期	測試分數

照顧者	測試日期	測試分數

STORY
「被照顧者瞓到，
照顧者就有得瞓啦！」

林小姐的媽媽 94 歲，屬晚期認知障礙。有一段日子，林小姐半夜起身兩次，每四小時替媽媽換一次尿片，加上媽媽有咳，要起身給她喝暖水潤喉嚨。

她在照顧媽媽的過程發現，為被照顧者安排日間活動，可改善他們的睡眠質素和健康。他們有規律的作息，照顧者就可以一覺睡天光。

「媽媽以前七、八點瞓，現在讓她九點上床睇電視，十二點換片、瞓覺。大約早上七點起床，替她轉身，讓她賴一吓床，再跟她玩吓，教她一點東西，慢慢她的作息變得規律，身體也好了。」

潛在精神健康危機

「通常照顧工作和責任愈大，照顧者的失眠問題愈嚴重。」陳銀燕的研究發現，約七成照顧者出現失眠情況。每周的睡眠時數比一般人少三小時，而且睡眠質素欠佳，源於一些誘發因素，例如照顧壓力。

不少照顧者因疼惜長者、把長者放在首位，擔心很多事情。亦有照顧者「唔敢瞓」或「好醒瞓」，因為家中沒有額外人手輪流照顧，變相廿四小時隨時候命，照顧者長期處於「過度覺醒」，因壓力導致身心緊張。

「好多時候，照顧者因出現失眠問題，逼不得已決定送長者到療養院。可是隨後仍沒法改善失眠情況，因為已養成一些不良的睡眠和飲食習慣，如睡午覺、飲咖啡或奶茶提神，也很少日間消遣活動和社交活動，出現惡性循環。」陳銀燕說。

照顧者的壓力

91% 照顧工作太多，無法應付

89% 沒有時間消遣，終日記掛家庭

76% 出現失眠或難以入睡

37% 借助煙酒、藥物、零食等抑制情緒

資料來源：中大精神科學系醫學院周偉浩團隊

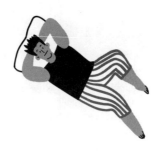

擔心求診

精神科醫生鄭柏榮在不少臨床診症的經驗發現，照顧者失眠背後，更可能有潛在的精神健康危機：「照顧者失眠十分普遍，且失眠不是單一徵狀，通常還會有焦慮、難以集中精神等問題。」

「很多時，我替認知障礙症患者診症時，會留意到他們身邊的照顧者，他們的狀態很緊繃，很緊張身邊的患者問題，而好多時候，照顧者的情緒，會影響著患者的病情。」鄭柏榮說。

　　不少研究均指，由於照顧壓力大，平均每三個照顧者就有一個患有抑鬱症；或每兩個照顧者就有一個有焦慮問題。「這些照顧者通常對求助有包袱，亦很少會提及壓力大和不開心。當替照顧者診斷失眠時，我會特別留意他們是否有精神健康的危機。」

　　照顧者必須正視自己的失眠問題，及早求診。但鄭柏榮指出一些照顧者抗拒看醫生，擔心這等於承認應付不了照顧工作：「因為照顧者的責任感很大，害怕別人說他有病，會不斷說自己休息一下便可以。」他說這種情況，要先關心實際的照顧困難，嘗試給予協助，讓照顧者感到輕鬆一點，再建議他求診。

鄭柏榮應診時會留意照顧者會否早醒，因為這也是患抑鬱症的徵狀：「傾談間，他們比較多提到自己的憂慮，順勢再問，就會坦白自己經常沒有胃口，亦應付不了日常生活，失去自信和自責，甚至會不自覺地喝罵要照顧的家人。」他指出照顧者如果提到自己經常哭泣、做事提不起勁，甚至有自殺念頭，就更加明顯有潛在的精神健康危機。

他建議患輕度抑鬱症的失眠照顧者，可以透過心理輔導和認知行為治療改善情緒和睡眠習慣。「如果中度嚴重，影響認知和動力，會處方藥物提升照顧者一定程度的能量，才可以配合其他心理輔導，當然處方時會考慮到藥物的副作用，如何作出平衡，個別患者的處理都有所不同。」

睡眠比飲食、運動重要

許多照顧者以為「瞓少一點沒問題」，但醫學界已證實會對身體健康構成影響，並確認睡眠比飲食、運動重要：失眠會令免疫系統遭受破壞，罹患癌症的風險也會提高到兩倍以上；只是連續一周睡眠稍微減少，就會干擾血糖濃度，程度之大足以被診斷為糖尿病前期；睡眠太少會提高冠狀動脈堵塞和脆化的可能，讓人踏上心血管疾病、中風、鬱血性心衰竭之路。

「失眠或睡不好，令身體的整體狀態轉差，變相也增加情緒問題的風險。」鄭柏榮解釋精神健康和睡覺有密切關係。睡不夠，會抑鬱、焦慮；神經系統退化、認知障礙等症狀亦與睡眠有關。

香港人失眠不求醫

| 10-15% 香港人失眠 | 33% 長者失眠 | 4-6% 兒童及青少年失眠 |

最常見的失眠原因是情緒問題，第二是身體問題，尤其長者多痛症，晚上睡不好。

四成人會求醫，但青少年患者只有一成會求醫。

三份一人看西醫；三份一人看中醫；三份一人買成藥或用各種民間療法，但大部份人是完全沒處理。

香港中文大學醫學院精神科學系教授榮潤國指一些香港人甚至以睡得少為榮：「覺得睡得多是懶惰，醫療界尤其覺得『捱得夜』才是英雄，那是天生異稟？還是逼出來？『睡眠債』始終要還。」

尋求社區支援

接觸不少照顧者的面書專頁「壹元坊」創辦人兼社工丁惟彬,建議照顧者尋求社區支援:「照顧者不是孤立無援,他們可以到社區情緒健康診所,讓社工開 case 跟進協助。」

有時照顧者因面對照顧困難而失眠,例如家人有儲物問題、強迫症、認知障礙等,社工會協助處理照顧者和患者的關係和溝通。有照顧者特別緊張,對認知障礙症患者的一舉一動近乎完全操控,甚至向患者發洩情緒,「社工就會提醒:患者是否你想像般無能呢?會勸照顧者多給予患者空間,讓患者做自己能力所及的事,也可以減慢患者退化。」丁惟彬建議,為長者安排暫託服務,照顧者可以得到休息的機會。

照顧者花園在美孚

提供暫託服務,讓照顧者唞唞氣。長者在暫託期間,
會有認知訓練及社交康樂活動,例如做手工、寫書法。

地址:美孚新邨荔灣道街市天橋底

電話 / WhatsApp:9171 9593

社會福利署

截至 2022 年 9 月,社署透過 93 間長者日間護理中心,
提供 231 個日間暫託名額。長者可直接向日間護理中心
查詢及申請,也可經由長者地區中心、鄰舍中心或綜合
家庭服務中心轉介,住院長者則可經醫務社工轉介。

社署亦透過 188 間津助及私
營安老院提供 332 個暫託宿
位,長者須由社工轉介。

電話:2343 2255

日間護理中心
地址及暫託名額

空置宿位
查詢系統

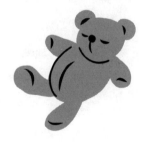

2 ｜ 唔食藥，可以嗎？

「雖然藥物治療可以快速令失眠患者入睡，但一般都不主張先從藥物入手。」香港中文大學醫學院精神科學系研究助理教授陳銀燕建議治療失眠，首先會以認知行為治療方法，減少患者對失眠的恐懼，及協助改善一些令失眠惡化的睡眠和生活習慣，例如缺乏運動、減少外出和日間在家睡覺等。

認知行為治療

陳銀燕指，女性、年紀大、完美主義、容易緊張憂慮，例如照顧者擔心家人等等，都是失眠高危因素。不少人更用錯方法處理，例如早早上床等入睡，又或者「今晚瞓唔好，聽晚早啲瞓」，結果變成持續性失眠。

「如果失眠問題較大程度上受習慣或認知影響，就要透過改變認知同行為處理。」她說，很多國際醫學組織建議以認知行為治療作為處理失眠的首要療法，不奏效才用藥。認知行為治療由行為、認知治療兩部份組成，透過減少對失眠的恐懼，並改善一些影響睡眠的生活習慣，令失眠者回復規律作息。療程約四周，不但比藥物更安全、療效更持久，而且通常兩周開始見效。

有研究顯示，無論是睡眠焦慮症、生理時鐘失調還是創傷後壓力症，認知行為治療有效治癒八成病人的失眠問題。

刺激控制法

　　認知行為治療的其中一個主要策略是刺激控制法，原理很簡單：「眼瞓先好瞓。」加強「睡眠與床」的關係，令人一上床便有睡意。因為長時間失眠會令人對床產生環境反射，無法入睡，「在床上輾轉反側、等瞓覺，慢慢張床好似用嚟玩電話，唔係用嚟瞓覺。」當床與「醒瞓」行為連繫上，失眠者就更難入睡。

■ 不要在床上做睡覺以外的活動，例如看書、看電視、玩手機、聽音樂等。

- 不要勉強入睡：15 分鐘內睡不著便下床，有睡意才上床，「唔好喺床上等瞓覺，因為愈等愈『囉囉攣』，更難瞓著」。

- 不要午睡：補眠會大大減低睡眠驅動力，擾亂睡眠習慣，令晚上失眠。若日間需要從事精神集中的活動，或真的睏得受不了，可小睡 15 至 20 分鐘。

- 不賴床：定時起床，早上醒來後盡量 15 至 20 分鐘內離開睡床，因賴床會令人更覺疲倦。

　　陳銀燕指，照顧者可能經常半夜被吵醒，雖然改變不到這些外在因素，但加強「床與睡眠」的關係，至少「有得瞓時可以瞓得好」。

愈擔心愈失眠

認知行為治療另一個重要策略，是從思想入手，客觀排解思想陷阱和災難化想法，解開「失眠」的結。

陳銀燕解釋，失眠患者容易過份聚焦睡不好的日子，擔心做錯事、身體變差。「未瞓已經擔心瞓唔著，一擔心就會增加瞓唔著的機會」，一旦真的睡不好，便會強化擔憂，造成惡性循環。

認知治療的第一步是要察覺這些思想陷阱，了解它們如何影響情緒和行為。例如擔心失眠影響工作表現，應自問：真是如此嗎？有沒有其他原因？即使是真的，最嚴重後果是什麼？最輕微後果又是什麼？「好多想法都係偏向負面想法，但諗一諗正反兩個極端，搵一個中間點」，即使未必每次朝向

正面思考，但有助失眠者紓緩情緒。

　　照顧者經常有很多擔憂，陳銀燕建議在日間設定「憂慮時間」，譬如早上或中午 15 分鐘，將憂慮寫下來：擔心長者半夜起床會跌倒？嚷著要出門怎麼辦？她認為，照顧者在心理上先撇除過度憂慮，想一想這些憂慮是否真的存在。亦可做好防跌、防走失等預防措施，讓自己安心，放下焦慮。

　　若果這些方法嘗試後無效，照顧者可能患上焦慮症，建議尋求專業協助。

瞓得耐不如瞓得好

前一晚睡不好，第二晚早點上床補眠，許多人有這樣的經驗。陳銀燕指，這不但無助改善睡眠，更會打亂生理時鐘，令睡眠質素變差。要睡得深、睡得久，最重要是建立睡眠規律。認知行為治療另一個重要策略，是「睡眠限制」。

首先要明白這條方程式：

$$睡眠效率 = \frac{睡眠時間}{臥床時間} \times 100\%$$

一般而言,睡眠效率達到 80% 或以上,即屬優質睡眠。陳銀燕將睡眠比喻為拉麵條:「麵條愈拉愈長就有機會斷,就好像失眠瞓不到,但躺在床上的時間愈拖愈長,睡眠質素就愈低,甚至睡眠中斷。」不想麵條易斷,要將它搓得「實淨」,別勉強拉長。睡眠限制策略透過壓縮躺在床上的時間,將睡眠變得連貫充實。執行步驟如下:

1. 先設定理想的起床時間,例如早上六時
2. 計算上星期每晚平均睡眠時間再加三十分鐘,假設是七個小時
3. 將起床時間倒數七個小時,上床時間就限定為晚上十一時

失眠照顧者可以在長者身上試行睡眠限制策略，設定作息時間及避免午睡，再改善個人的睡眠狀況。但陳銀燕表示，有照顧者因過度擔心照顧對象而瞓不好，「每晚醒幾次睇吓屋企人情況」。在行為治療之外，可嘗試正念及靜觀練習，紓緩緊張情緒，減低不必要的焦慮。

數綿羊無用

「瞓唔著數綿羊」可以應對失眠？陳銀燕一聽立即否定：「唔得㗎！會醒㗎！」她說，香港人普遍不注重睡眠衞生，甚至用錯方法「對抗」失眠。例如「數綿羊」反而會令人高度專注，愈數愈精神。

以下是一些常見謬誤：

1. 早睡早起身體好？

一般情況下是對的，但陳銀燕強調，有人習慣早睡早起，有人喜歡遲睡遲起，早睡反而會輾轉反側，影響睡眠效率。因此，遲睡遲起若不影響日常生活，不需太介懷，「每人生理時鐘唔一樣，好難講一定要幾點瞓，瞓得好先最重要。」

2. 瞓得愈多愈好？

國際睡眠基金會建議，成年人每天睡七至九小時。陳銀燕指，睡得太多或反映身體機能出問題，「可能情緒影響，唔想活動，成日攤在床上，甲狀腺問題亦令人覺得劫。」

3. 瞓唔夠補得返？

陳銀燕說，睡眠不足對身體造成的不良影響「米已成炊」，無法經「補眠」消除。日間或周末補眠反而會打亂生理時鐘，加重晚間失眠情況。

4. 黃光不影響睡眠？

電子產品的光線會抑制人體分泌褪黑激素，影響睡意。一般人以為藍光才有問題，將熒幕調為柔和的黃光。但陳銀燕提醒，不論藍光或黃光，非常微弱的光線已足以影響睡意，故睡前一小時須避免看手機或電視。

5. 喝酒能助眠？

酒意令人昏昏欲睡，但睡眠斷續，只有淺層睡眠，加上利尿容易半夜醒來，睡得並不好。陳銀燕特別強調，患睡眠窒息症人士睡前不要喝酒，「酒會令人放鬆，令睡眠窒息更嚴重。」

除了認清失眠陷阱，陳銀燕建議，照顧者可以為自己及認知障礙症長者營造理想的睡眠環境。

日間多曬太陽

有助分泌褪黑激素和調節生理時鐘，若長者行動不便，可推輪椅讓他們去露台或公園曬一曬。

建立睡前儀式

例如刷牙、如廁、聽歌，每晚依序進行，讓身體意識到了特定時間要睡覺。

睡前放鬆活動

例如呼吸練習、靜觀或肌肉放鬆法。長者可以浸腳，有助血液循環及放鬆。

保持睡房黑暗

光線會減低睡意，盡量關燈睡覺，亦可使用眼罩或遮光窗簾。

安眠小築 Sleepcation

香港中文大學醫學院李朝江家族睡眠檢查室推出的手機應用程式，利用認知行為療法改善成人失眠問題，根據用戶的睡眠及情緒自我評估，從日常生活著手，提供改善睡眠課程，並要求用戶填寫睡眠日記，記錄睡眠狀況及治療進度。

電話：5548 4814

網站 　　Android 下載 　　iOS 下載

「賽馬會情緒 GPS 心理支援計劃」處理失眠課程

以認知行為治療的原理，講解失眠成因及改善方法，以小組形式，引導參加者將所學應用於生活中，調整睡眠習慣，減少失眠對日常生活的影響。

電話：3188 2550

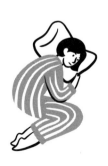

被照顧者的睡眠情況

臨睡前的活動

睡眠情況

試過的入眠方法與效果

睡眠心得

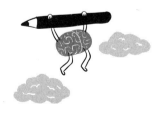

照顧者的睡眠情況

臨睡前的活動

睡眠情況

試過的入眠方法與效果

睡眠心得

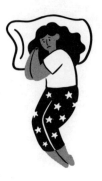

3 | 中西藥治療

服用安眠藥物換取一夜好眠，但怕成癮，擔心愈吃愈多？

自古至今，失眠者為求安睡，用盡千方百計。古羅馬時代，已開始用罌粟和纈草助眠，當然還有不少人借助酒精。其後，化學家開始研製人工合成、具有安眠效果的物質。

當用則用　能省就省

　　香港最常用的失眠藥物是苯二氮平、非苯二氮平兩類，通常建議服用期為一個月。

　　長期服用可能會導致記憶力受損、夢遊等副作用。

註冊藥劑師麥卓怡提醒：

- 應由醫生診斷，按失眠的成因和徵狀，例如難以入眠、難以維持睡眠或早醒，從而對症下藥，「一般情況，建議先使用非藥物的方法，例如認知行為治療，再決定是否需要處方安眠藥。」

- 注意是否正在服用可能引致失眠的藥物，例如通鼻塞劑（偽麻黃鹼）、哮喘藥、心臟和降血壓藥等。

- 留意健康情況，「藥物分解透過肝臟運作，長者肝臟功能沒那麼好，藥物的分解較慢，令藥物在體內維持的時間加長。」

- 安眠藥影響中樞神經，如果跟同樣影響中樞神經的藥物同服，會出現較嚴重副作用，如影響呼吸及昏迷：「嚴重呼吸功能不全、嚴重肝功能不全、重症肌無力或睡眠呼吸中止症的患者，不宜服用安眠藥。」

安眠藥的困擾

副作用

睡醒後可能出現昏沉、想睡、頭暈、精神混亂、肌肉無力等，或影響長者走路不穩，增加跌倒和骨折風險，尤其半夜上廁所要特別注意。

耐藥性

長期使用會讓身體逐漸習慣藥物的刺激，若要達到原來的藥效，須增加使用量，出現愈吃愈重的情況。

成癮

長期用藥也會使身體產生依賴，出現「沒吃藥就睡不著」的反彈性失眠，可能讓失眠問題更嚴重。

資料來源：《不看會後悔的 60 個常見疾病用藥問題》

使用安眠藥五大原則

1. 使用最低有效劑量

2. 間歇式給藥

3. 使用天數不超過四周

4. 緩慢減藥

5. 避免反彈性失眠

中醫藥治療

　　「失眠在臨床十分常見，屬中醫學的『不寐』，代表身體內陰、陽、氣、血運行的規律失衡。睡眠時是陰重陽弱，陽氣入唔到陰氣，便會導致失眠。」

　　香港浸會大學中醫藥學院副院長李敏表示，從中醫角度，失眠的病因通常是情志失調，出現肝鬱化火、心脾兩虛等失衡狀況，可歸納以下四種原因：

1. 長者失眠通常跟腎虛有關，照顧者的失眠則跟肝鬱或者痰熱有關。他們精神壓力大，導致肝氣鬱結，肝火盛，容易躁熱。

2. 飲食失調、消化功能受損傷，「尤其是長者暴飲暴食，吃煎炸或高蛋白質食物，同時缺乏運動，就會出現胃不和則臥不安。」

3. 勞逸失調，太過勞累，容易傷脾胃；運動太少，出現「久臥傷氣」，氣血運行的規律受影響，「長者本身心脾也比較虛弱，容易受驚，導致心膽氣虛，較易失眠。」

4. 老病體虛，例如中風、糖尿病等，久病後導致氣血不足，容易失眠。

認知障礙與失眠

李敏指，中醫認為腦為髓之海，腎則主心髓，認知障礙症與腎虛有很大關係。腦髓不足，容易導致心神失養，睡不好、早醒或失眠，影響健康，容易健忘。

她續指，認知障礙症人士在發病或出現健忘徵狀前，會出現睡不好或失眠徵狀。「患認知障礙症，小部份屬家族遺傳，絕大部份則是跟年輕時沒有足夠睡眠，多憂思憂慮，休息不足及攝取營養不均衡有關。」她強調，睡眠讓腦部神經細胞可以休息，十分重要。

中藥調理	
症狀	處方
肝鬱引致失眠， 尤其有憂鬱徵狀	逍遙散、柴胡疏肝散
口苦、容易疲倦、頭昏、 大便乾硬、容易發怒	龍膽瀉肝湯
有痰、想嘔、肚痛、 驚悸不寧	黃連溫膽湯
久病後，難以入睡或容易 睡醒、健忘、疲累、 頭暈、眼花、大便爛、 面色較黃、脈虛等	歸脾湯， 主治氣血兩虛
陰虛較嚴重， 偏瘦、吃得少	天皇補心丹， 主治心血不足
有虛火、頭暈、耳鳴、 腰膝痠軟、潮熱等	六味地黃丸

　　針對認知障礙症患者，症狀有虛有實，中醫需
要辨證才能處方。

症狀	處方
心血不足	天皇補心丹
心脾兩虛，氣血不足	歸脾湯
容易受驚、緊張、心慌心跳、心膽氣虛	安神定志丸加酸棗仁湯同服

　　李敏指，中醫治療著重固本培元，會先了解臟
腑功能的失調問題作出調理，治療需時較長，但較
少副作用。

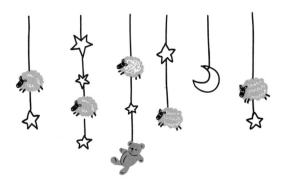

針灸和耳穴

針灸有助睡眠，能增加夜間褪黑激素的分泌，降低焦慮的程度；每天進行穴位按摩，有助行氣活血、疏通經絡，達到調整臟腑功能的目的，建議由註冊中醫指導下進行。

不少研究發現耳穴針灸的效果較好。「耳朵可說是經脈所聚，常跟生理、病理狀態有關，使用中藥『王不留行』種子貼紮不同耳穴位，可增強臟腑的功能，改善睡眠質素。」李敏說。

耳神門穴專治神經衰弱、不寐；緣中穴可治腎虛；內分泌穴則可調節內分泌失調情況。耳穴貼可留置四至五天，平常可加以按壓，以延長及加強治療效果。此外，按壓手部的神門穴、內關穴也有助鎮靜安神、緩和失眠，可每晚睡前交替按壓一至兩分鐘。

耆康會「長者優質睡眠服務計劃」

以非藥物方式協助 60 歲或以上長者改善睡眠質素：包括評估失眠原因、提供耳穴按摩和耳穴貼磁方法治療失眠。

電話：2558 7608

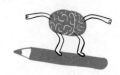

日期   負責的醫師

診斷

效果及附註

日期   負責的醫師

診斷

效果及附註

日期   負責的醫師

診斷

效果及附註

日期   負責的醫師

診斷

效果及附註

日期   負責的醫師

診斷

效果及附註

日期   負責的醫師

診斷

效果及附註

藥物名稱	份量	服藥時間及份量

開藥醫生 / 購買地點   附註

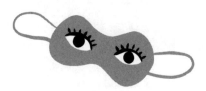

4 ｜ 年紀大，瞓少啲？

有人以為長者的睡眠需求較低，這是不正確的。失眠是老年門診中常見的問題，中大醫學院精神科學系研究助理教授陳銀燕博士的調查發現，香港有三成長者患有失眠：「甚至有文獻顯示，長者患有失眠的比例佔五成。」

STORY
晚晚等天光

Englun的82歲嫲嫲患有嚴重糖尿病、輕度中風，並有甲狀腺及關節問題，過去十年一直深受失眠困擾，「日頭瞓得多，夜晚容易醒，之後就眼光光等天光」。

嫲嫲不時向 Englun 求助：「瞓唔到呀，你幫吓我啦！」但他坦言，不知道嫲嫲的確實失眠原因，推測她因糖尿病影響內分泌，加上日間缺乏運動故不能入眠。嫲嫲自己也是「估估吓」，「佢好鍾意作一啲原因，例如嗰排食咗啲熱氣嘢，佢就話要食返多啲魚，又或者不斷問人拎啲古方、偏方『補吓』」。

Englun 很擔心嫲嫲因失眠導致糖尿病惡化，加上嫲嫲缺乏紀律性，「我冇辦法安排活動叫佢自己做，佢唔會做」。帶嫲嫲求醫，他擔心「醫生只會開安眠藥，佢一向抗拒食西藥，一定唔肯食，我都唔想佢食」。

Englun 只好放假時盡量陪伴嫲嫲外出逛逛，令她消耗精力的同時保持心境平和，「抽多啲時間陪佢，如果佢嗰日郁同冇瞓晏覺，個人開心啲，夜晚就會瞓得特別好。」

長者易醒

長者年紀大了，睡眠結構會改變，淺層睡眠時間會變長，深層睡眠時間則減少，所以也較易醒。「長者的生理時鐘會退化，幫助睡眠的褪黑激素分泌減少，所以他們的睡眠質素會受影響，變得沒有規律。」陳銀燕說。

失眠不僅會造成睡眠品質不好，也會影響日常生活，造成容易倦怠、易怒、注意力不集中，長期下來身體無法獲得充分休息，生理機能加速退化，同時也是加重抑鬱症的危險因素。

長者失眠主要現象

1. 入睡困難

上床後難以入睡，輾轉反側三十分鐘亦睡不了，
情況每周持續三至四日。

2. 易醒

入睡一至兩小時便醒來，之後難再入睡。

3. 早醒

較預期的起床時間提早醒來，很多時清晨三至四
時就醒過來。

4. 常覺疲累

睡醒後仍覺精神疲累。

5. 倚賴藥物入睡

外在環境的轉變，亦可能引發長者失眠：

- 退休後生活型態改變，白天在家無所事事，無適當的生活規律調節。
- 移民潮下與子女分離的長者感到徬徨，擔心未能自理或子女不適應移民後新環境，有部份則憂慮經濟狀況，繼而誘發低落情緒、孤獨感等。

幫助院舍長者入眠

耆康會與香港城市大學曾就長者失眠情況進行調查，在 404 位居於院舍及社區的受訪長者中，86% 院舍長者及 66% 家居長者均有睡眠欠佳情況，其中逾 2.5% 院舍長者同時有抑鬱傾向。

耆智園副總經理崔志文認為，最重要是為長者營造熟悉感及安全感，他建議照顧者：

1. 預先錄製兩、三條短片或聲頻，勸長者入睡，例如「媽媽早啲瞓喇」等，院舍職員可播放給失眠長者聽，讓長者安心。
2. 準備長者熟悉的物件，「有長者瞓覺鍾意攬住、聞住或捲住一些事物」，例如公仔、衣物、香薰等。

3. 若院舍沒相關設備，照顧者可為長者購買一部私人光照治療機，叮囑院舍職員定期使用，有助缺乏日曬的長者補充褪黑激素。

4. 多帶長者去戶外曬太陽、做運動。

5. 提醒院舍職員，若長者午睡多於半小時便要叫醒。

6. 與院舍溝通，看能否自備床褥、被及枕頭，並額外預備兩至三套作替換。

7. 可與院舍商討，以其他方式代替綑綁，例如安裝警報器、紅外線感應器、壓力踩板、床頭叮噹等，一旦長者自行下床，院舍職員可立刻知道。

照顧筆記

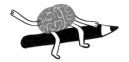

5 ｜ 認知障礙 日夜顛倒

認知障礙症影響患者睡眠質素，耆智園副總經理崔志文指出，初期患者可以出街或參與社區中心活動，生活節奏感較強，較少失眠；但不少中、晚期患者長期逗留在房間，照不到日光，眼球沒有受到不同光線的刺激，於是沒那麼易累，睡意也減少了。

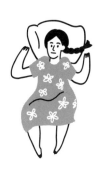

認知障礙症點影響？

1. 病情及環境變化

- 認知功能有否退化？崔志文解釋患者對物件和空間的感知有問題：「譬如有時光線在物件上折射後，牆上有影子，長者以為有個人喺度。」

- 長者是否因幻覺而失眠？「譬如可能成日話房入面有鬼，或者有人同佢講嘢。」崔志文建議照顧者留意這些幻覺是因認知障礙症對環境感知出錯，抑或由精神病導致，後者應向精神科求助。

- 照顧者可從長者視角出發，例如睡在長者床上，可以看到什麼。

2. 動力低、活動不足

- 認知障礙症長者的動力一般較低、容易抑鬱，「好多嘢諗，無啦啦眼濕濕」。

- 日間活動不足，影響晚上睡眠。

3. 藥物副作用

部份認知障礙症藥物的副作用是導致失眠。

4. 路易氏體認知障礙症

其中一種認知障礙症，會影響長者的睡眠周期及深度，令他們經常停留在淺層睡眠，難以進入深層睡眠。

STORY
全家調整作息

「嗰陣聽社工講，認知障礙症好易日夜顛倒，我就記住咗。」

Maggie 為了媽媽晚上睡得好，花盡心思。她堅持作息規律，每晚九時上床，翌晨起床後，為媽媽換上「出街衫」，室內多開燈；傍晚洗澡後換睡衣，將燈光調暗，讓媽媽知道「幾時係日頭、幾時係夜晚」。

Maggie 帶媽媽去日間中心，會細心留意有什麼活動，媽媽對什麼較感興趣，然後回家照辦煮碗。又度身設計家居認知訓練：「媽媽以前係家庭主婦，我就俾啲主婦嘢佢做。」摘菜、釘鈕、摺衫、淋花等等。「盡量做，用吓腦，然後會發現佢好多嘢都冇忘記。」

到夜晚上床前，Maggie 幫媽咪按摩雙腿，幫助血液循環，盡量不讓她喝太多水，防止夜尿影響睡眠。翌日媽咪睡醒才換片和洗澡，以免打擾睡眠。

Maggie 特別提到，為媽媽安排的規律作息，要全家人一起做。媽咪做運動時，爸爸也會參與，全家睡眠時間表也要一致：「如果你要媽媽九點半瞓覺，自己晚晚喺廳睇電視到深夜，佢點瞓呢？」

晚上遊走

因腦部下視丘的退化，長者睡眠周期會紊亂，常有白天睡覺，晚上不睡的情形。半夜遊走，最令照顧者困擾。

崔志文指，認知障礙症長者夜晚可能突然出現一些「信念」，堅持要出門。「試過有兩老，夜晚阿伯話要返鄉下，阿婆攞住刀攔住門，話要劏佢。」他認為，照顧者首先不要覺得出門好危險，不宜直接阻撓長者，可嘗試不同方式解決：

1. 不要否定或責罵長者

「千祈唔好覺得佢好奇怪,即刻話『你係咪痴線㗎?』讓長者保持情緒安定,可主動問:『有冇嘢需要幫手呀?』」

2. 開燈,引導長者看鐘

長者因為晚上環境漆黑,容易混淆時間。照顧者可先開燈,然後指著時鐘說:「你要買乜呀?街市未開,出面黑嘛嘛喎。」看看長者有何反應。

3. 轉移注意力

照顧者可順應要求:「出去都要換衫攞鎖匙,不如入廁所洗吓手,轉頭我再同你去啦。」長者轉換環境後或打消外出念頭。

4. 設定活動範圍

如果長者執意外出，照顧者可以陪同或尾隨，並設定活動範圍，「出去太耐會好危險呀，你都知道有疫症啦，出去兜個圈算啦！」

5. 尋求第三方協助

長者往往不聽從家人勸告，反而其他人的說話更易入耳。照顧者可與大廈保安員事先協議，若夜晚見到長者無端外出，可幫口：「咁夜，好危險喎！你快啲返去啦！」甚至可在街上向途人求助，請途人勸長者回家。

優先考慮非藥物方式

要幫助長者入睡,崔志文有以下建議:

1. 培養睡眠習慣

- 「盡量希望長者腦退化前後的習慣唔會好大分別,例如以前十一點瞓,沒有理由腦退化後逼佢七點瞓。」如果認為以往習慣不健康,則給予足夠時間讓長者改變,勿操之過急。
- 午睡盡量不超過三十分鐘,避免日夜顛倒。

2. 改善睡前習慣

- 調節飲食,避免睡前喝茶或咖啡。
- 減少喝水,以免半夜起來上廁所。

3. 留意身體需要

- 被、枕頭及床褥會影響睡覺姿勢和舒適度，並導致痛症問題，認知障礙症長者不懂表達，照顧者可按長者需要打造睡眠空間。

- 如長者有腳腫問題，可以睡前浸腳紓緩。

- 若長者有前列腺、糖尿或尿頻問題，應求醫對症下藥。

4. 改善環境佈置

- 調暗燈光、保持環境安靜；如長者在黑暗中感到害怕，可讓長者開燈睡覺，增加安全感。

- 如有需要可開收音機，讓人聲陪伴長者入睡。

- 告訴長者房外有人，讓他們安心。

5. 正面鼓勵

- 長者不願睡覺，不要懲罰、責怪或威嚇他們：
  「你而家腦退化喇，仲咁夜瞓！」可以讚賞、
  欣賞方式規勸：「如果你今日早啲瞓就好喇，
  陪我一齊瞓啦。」

如果上述方法效用不大，可考慮求醫。

「屋企人要開放，需要搵專業人士或醫生提供
意見，不一定第一次就開安眠藥，最重要屋企人願
意提出，先至有機會處理得到。」崔志文補充，現
時一些新款安眠藥，較不易產生依賴，並且專門針
對認知障礙症人士。

長者也可以透過以下活動，改善睡眠狀況：

1. 作息有序

習慣每天早、午有不同類型的活動；長者在黃昏及晚上容易混亂及神志不清，故天色轉暗或將近黃昏前，宜拉上窗簾，避免長者感到不安。

2. 投其所好

配合喜好安排活動，例如打麻雀、下棋、看報紙、聽舊歌。

3. 發揮所長

選擇一些與以往工作有關的活動，讓長者投入參與並增強信心，例如打字、織毛衣、園藝等。

4. 體能活動

每天三十分鐘運動對身體有益,亦可消耗體力,有助入睡。

5. 維持社交

長者外出有助掌握時間,多接觸不同人亦可刺激認知功能。

資料來源:《認知障礙症 100 問》

受認知障礙症影響的睡眠情況

試過的方法和效果

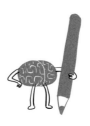

書籍編輯	陳曉蕾
書籍助理編輯	宋霖鈴
專題編採團隊	蕭煒春、劉偉琪、蕭曉華
書籍設計	Half Room
插畫	@o_biechu

出版	大銀力量有限公司
	九龍油麻地上海街 433 號
	興華中心 21 樓 03-04 室
	bigsilver.org

發行	大銀力量有限公司
承印	森盈達印刷製作
印次	2022 年 10 月初版
規格	120mm×180mm 88 頁

BIG SILVER
COMMUNITY
大銀力量